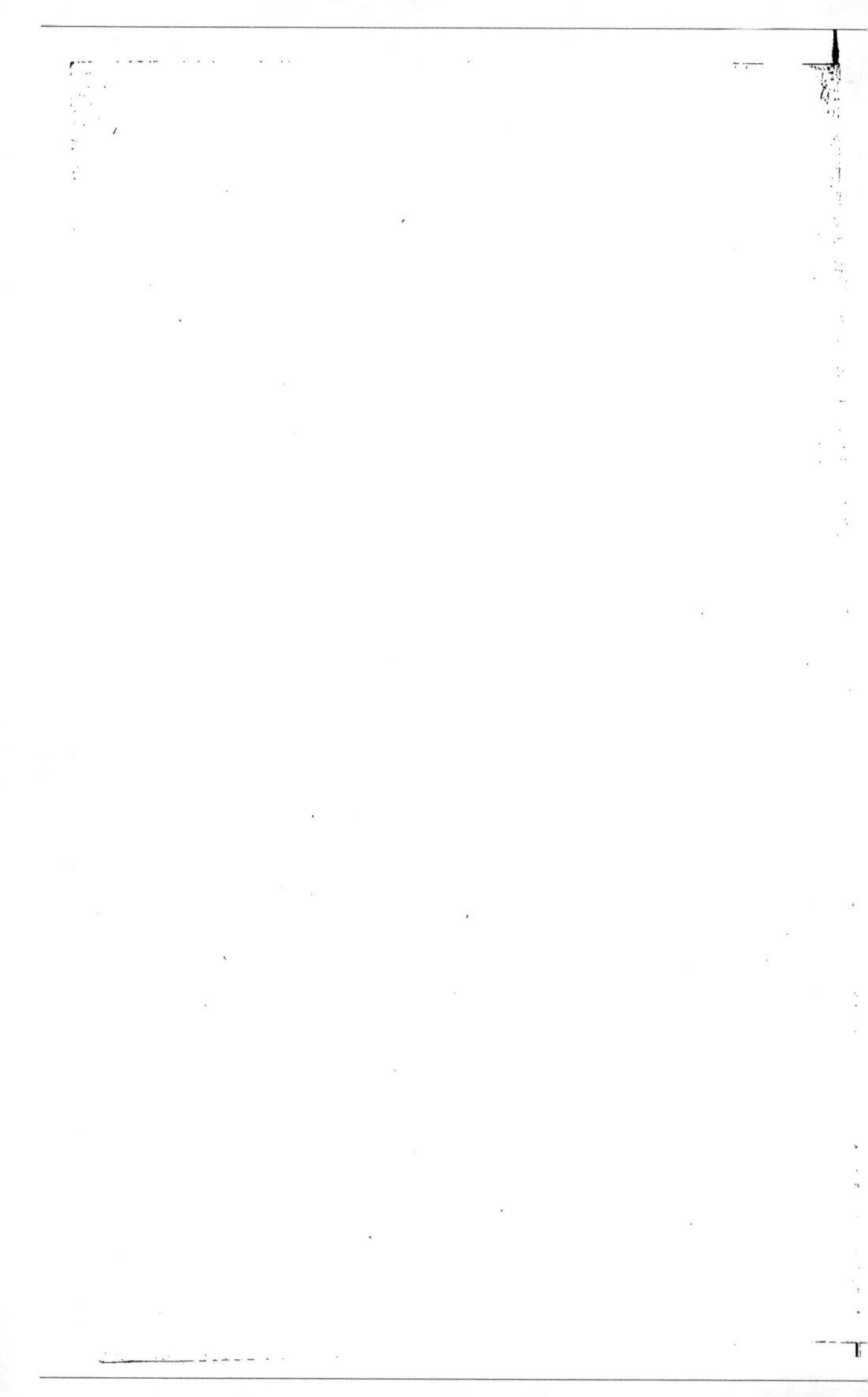

HYGIÈNE PUBLIQUE

MOUVEMENT

DE LA

NATALITÉ A MARSEILLE

Pendant l'année 1876

PAR E. GIBERT,

MÉDECIN DE LA COMPAGNIE DU CHEMIN DE FER P.-L.-M.,
LAURÉAT DE L'ACADÉMIE DE MÉDECINE DE PARIS,
DE LA SOCIÉTÉ PROTECTRICE DE L'ENFANCE DE LYON,
DE LA SOCIÉTÉ FRANÇAISE DE TEMPÉRANCE, ETC.

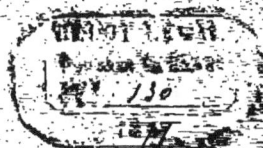

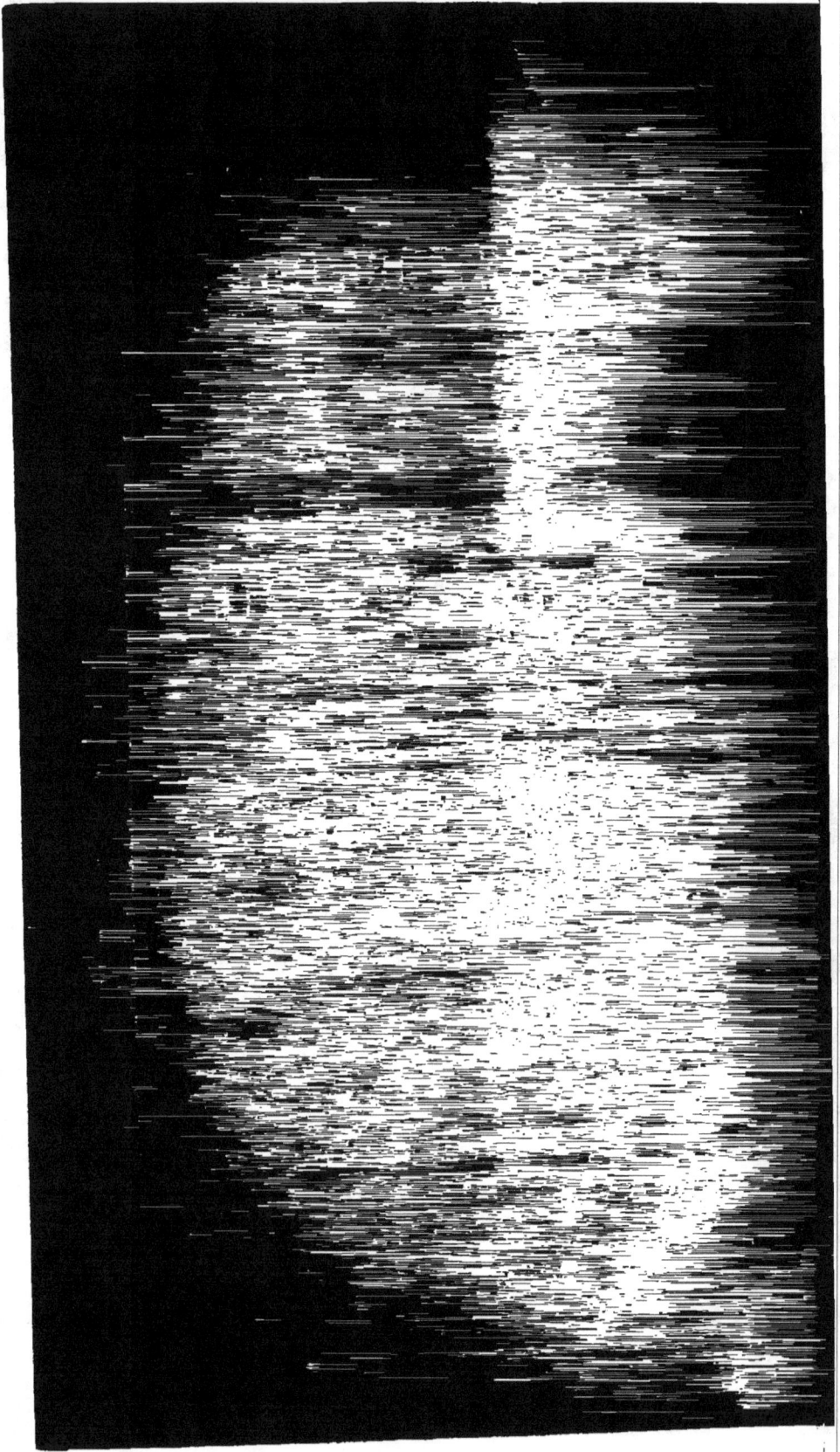

HYGIÈNE PUBLIQUE

MOUVEMENT

DE LA

MORTALITÉ A MARSEILLE

Pendant l'année 1876

Par E. GIBERT,

MÉDECIN DE LA COMPAGNIE DU CHEMIN DE FER P.-L.-M.,
LAURÉAT DE L'ACADÉMIE DE MÉDECINE DE PARIS,
DE LA SOCIÉTÉ PROTECTRICE DE L'ENFANCE DE LYON,
DE LA SOCIÉTÉ FRANÇAISE DE TEMPÉRANCE, ETC.

MARSEILLE

TYP. ET LITH. BARLATIER-FEISSAT PÈRE ET FILS
Rue Venture, 19.

—

1877

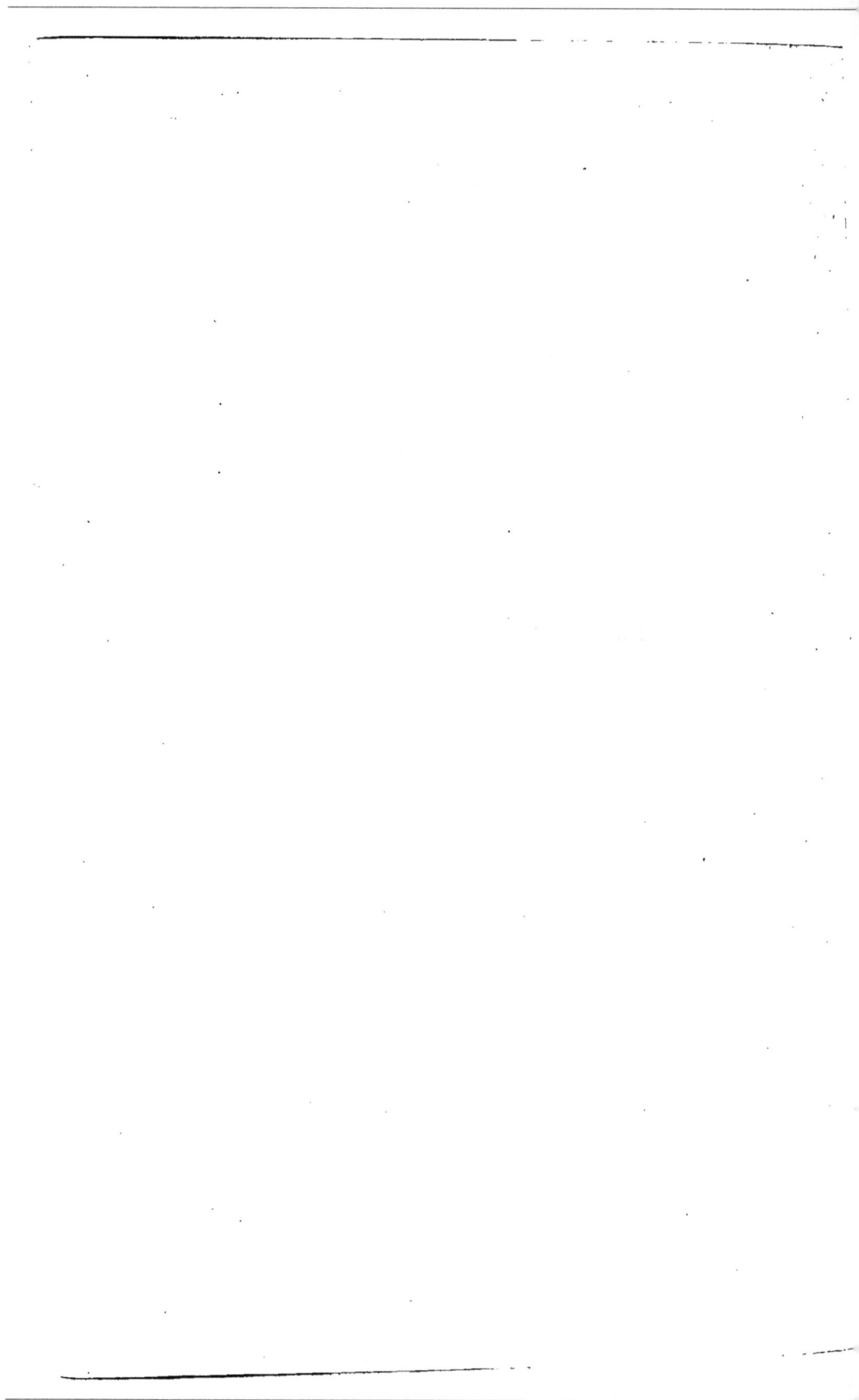

HYGIÈNE PUBLIQUE

ET

MOUVEMENT DE LA MORTALITÉ A MARSEILLE

Pendant l'année 1876

Le chiffre total de la mortalité à Marseille pendant l'année 1876 a été de 8,965 décès ; comparé à celui des naissances qui s'élève à 9,895, nous avons un excédant de 930 naissances. Par l'étude que nous ferons du dernier recensement, au cours de ce travail, il sera facile de prouver que cet excédant de 930 naissances doit être notablement réduit, par le nombre d'enfants du premier âge, nés à Marseille, puis *envoyés en nourrice* dans les départements voisins où un certain nombre de ces enfants légitimes ou non légitimes, sont morts.

Comme l'année dernière, nous' avons dressé un tableau statistique des principales causes de décès, de leur nombre mensuel, et partant de l'influence saisonnière. Nous n'avons pas cru devoir reproduire ici toutes les causes de décès publiées, en détail, dans nos bulletins mensuels. On nous a objecté que ces matériaux n'étaient pas suffisamment classés. A nos yeux, la statistique a une valeur relative ; une méthode de classement trop sévère, quelquefois arbitraire, est superflue, elle complique les recherches et fatigue les piocheurs. L'essentiel est que la statistique médicale produise des chiffres exacts, irrécusables, sur toutes les causes connues de mortalité : leur classement minutieux doit être réservé aux

— 4 —

hommes studieux qui emploient ces matériaux, et les appliquent selon les sujets qu'ils veulent élucider.

Pendant le premier semestre de 1876, il y a eu 4,174 décès, et pendant le deuxième semestre 4,791 : 4,682 du sexe masculin, 4,283 du sexe féminin.

Les enfants du premier âge ont fourni un contingent mortuaire sérieux :

De 1 jour à 10 ans nous constatons.......... 3,553 décès
Pour les adultes.......................... 5,412   »

Parmi les 3,553 enfants décédés à *Marseille*, ceux du premier âge, de 1 jour à 1 an, y sont compris pour le chiffre de 1889, c'est-à-dire 58 décès de plus qu'en 1875 où la mortalité infantile s'était élevée à 1831 décès ; il en a été de même pour les enfants âgés de 1 à 2 ans, dont le chiffre a été de 896 décès en 1876, c'est-à-dire 27 de plus qu'en 1875, où les enfants du même âge avaient compté 869 décès.

Les enfants âgés de 2 à 10 ans ont été moins maltraités, malgré que 96 d'entr'eux aient succombé aux suites de la fièvre typhoïde : au total, pour cette catégorie, il y a eu 768 décès, c'est-à-dire 216 de moins qu'en 1875 où le chiffre s'était élevé à 984.

La mortalité des adultes, qui avait été de 6,004 en 1875, est descendue à 5,412 en 1876, ce qui constitue, pour eux, une diminution de 592 décès.

Comme résultat général et comparatif, les décès s'étant élevés à 9,688 en 1875 et ceux de 1876 à 8,965, la décroissance de la mortalité pour cette dernière année a été de 723 décès.

Le chiffre des morts-nés en 1876 est exactement le même qu'en 1875, — 771, — avec cette différence qu'en 1876 on compte 9 morts-nés naturels de moins et 9 morts-nés légitimes de plus.

La fièvre typhoïde a occasionné 84 décès pendant le premier semestre et 323 pendant le deuxième semestre 1876 : 237 du sexe masculin, 175 du sexe féminin. La période la plus élevée de l'épidémie a été au mois d'août (73 décès) ; la décroissance s'est manifestée en septembre. Stationnaire en octobre et novembre, ainsi que nous l'avons dit dans nos bulletins mensuels, c'est vers la fin novembre que les cas de fièvre typhoïde ont été moins nombreux, et plus particulièrement après les fortes pluies de décembre. Nous croyons fermement que le nettoyage plus complet des égouts par l'abondance des eaux pluviales a contribué à l'amélioration de la santé publique. Nous réitérons ici les vœux que nous avons formés à cette occasion : 1° de ne jamais perdre de vue que les égouts collecteurs ou autres ne rendent des services réels, qu'autant que les immondices qu'ils reçoivent sont rejetées au loin, *si non ils deviennent une cause permanente d'infection* ; 2° que dans une contrée où les grandes pluies sont rares, il est urgent d'établir dans les égouts un système de vannes, qui permette d'accumuler sur certains points une charge d'eau assez considérable pour entraîner les détritus à la mer, en ayant soin de répéter cette opération chaque nuit sur des points différents de la ville, afin d'obtenir pour nos voies souterraines un nettoyage plus complet que celui usité aujourd'hui ; 3° nous demandons avec instance, qu'à l'exemple de ce qui se pratique à Bruxelles et en Angleterre, on munisse de soupapes les communications des égouts avec les rues et les maisons. L'établissement des soupapes dans les communications des maisons avec les égouts devrait être à la charge des propriétaires : Quant aux soupapes à placer aux bouches d'égouts donnant sur les rues, il n'y a qu'à rappeler les exhalaisons malsaines qui fatiguent la population, principalement en été, pour démontrer qu'il y a urgence à ce que cette amélioration, très-importante, soit réalisée dans le plus bref délai par l'administration municipale.

La mortalité par la fièvre typhoïde s'est répartie à des degrés divers dans les 21 arrondissements de Marseille. Nous avons constaté naguère que les habitants du bord de la mer ont été relativement épargnés dans la partie ouest de la ville (Endoume), où la ventilation est plus complète, celle qui n'a pas encore été envahie par des établissements insalubres, et celle aussi où la population de 6077 habitants est disséminée sur une grande surface comprenant les quartiers du Vallon-des-Auffes, de l'Oriol et du Roucas-blanc. Le 21me arrondissement a eu très peu de typhiques dont pas un n'est mort.

Le 14ᵐᵉ arrondissement, dit du Bassin de Carénage, composé de 14,140 habitants, contigu au 21ᵐᵉ, comprenant dans son périmètre. le Pharo, Rive-Neuve en remontant vers la rue Cherchell et la colline de Notre-Dame-de-la-Garde, n'a eu que 9 décès par la fièvre typhoïde.

La partie du littoral située au nord de la ville a été moins favorisée ; c'est ainsi que le 15ᵐᵉ arrondissement (21,941 hab.) a eu 25 décès ; le 17ᵐᵉ (22,184 habitants) 21 décès : ces deux arrondissements sont des centres industriels, contenant un grand nombre d'établissements insalubres ; il en est de même pour les 2ᵐᵉ, 5ᵐᵉ, 6ᵐᵉ, 7ᵐᵉ, 10ᵐᵉ, 11ᵐᵉ et 12ᵐᵉ arrondissements où la mortalité a été de 20 à 29 décès pour chacun d'eux.

Le 9ᵐᵉ arrondissement figure pour 74 décès typhoïdes, mais sur ce nombre, il faut déduire 45 décès de soldats conduits des diverses casernes de la ville à l'hôpital militaire, ce qui réduit à 29 le nombre de décès appartenant à ce quartier.

Aux deux extrémités de la vie, le plus jeune décédé par la fièvre typhoïde était âgé de 4 mois, le plus âgé, de 72 ans.

D'ailleurs, voici le tableau exact de la répartition des décès par la fièvre typhoïde en 1876, selon les mois de l'année, l'âge le sexe et les arrondissements :

1876	SEXES	de 0 jour à 1 an	de 3 à 5 ans	de 6 à 10 ans	de 11 à 15 ans	de 16 à 20 ans	de 21 à 30 ans	de 31 à 40 ans	de 41 à 50 ans	de 51 à 60 ans	de 61 à 73 ans	TOTAUX M.	TOTAUX F.	Arrondiss.	TOTAUX M.	TOTAUX F.	Total général
Janvier	M.	4	»	1	»	1	8	»	2	»	»	12	»	1	13	»	16
	F.	»	1	2	1	1	3	»	»	»	»	»	4	2	»	8	27
Février	M.	»	»	»	»	»	4	1	»	»	1	4	»	3	6	»	4
	F.	»	2	»	»	1	2	»	1	»	»	»	8	4	»	6	15
Mars	M.	»	1	2	1	»	»	1	»	»	1	12	»	5	4	»	20
	F.	1	»	2	»	1	»	2	»	»	»	»	12	6	»	6	29
Avril	M.	»	»	1	»	»	1	1	»	»	1	12	»	7	5	»	21
	F.	»	1	»	»	»	»	2	»	»	»	7	9	8	»	4	16
Mai	M.	1	2	»	1	1	4	»	»	1	»	60	»	9	6	»	74
	F.	»	1	1	1	4	4	»	»	»	»	13	14	10	»	3	27
Juin	M.	»	2	1	1	»	4	1	2	1	»	14	»	11	13	»	26
	F.	1	3	1	1	9	3	»	1	1	»	9	12	12	»	10	21
Juillet	M.	1	1	4	2	3	20	1	1	»	1	6	»	13	12	»	13
	F.	»	5	6	1	9	3	3	3	1	»	5	7	14	»	12	9
Août	M.	1	7	3	1	4	15	1	2	1	»	13	»	15	11	»	25
	F.	»	8	5	2	2	8	3	»	»	»	6	»	16	»	32	6
Septembre	M.	»	8	5	4	9	12	1	»	»	»	10	»	17	33	»	21
	F.	»	3	3	1	4	3	2	1	1	1	40	9	18	»	27	49
Octobre	M.	»	4	5	3	4	11	1	1	»	»	10	»	19	28	»	14
	F.	»	2	5	1	6	5	3	2	»	»	10	6	20	»	24	13
Novembre	M.	»	4	4	3	5	12	1	2	1	1	»	»	21	33	»	»
	F.	»	2	2	1	3	5	3	1	»	»	1	1	Inconnus	»	24	2
Décembre	M.	»	3	2	2	2	4	3	3	»	1	»	»	»	16	»	»
	F.	»	»	»	»	2	4	3	»	»	»	»	»	»	»	16	»
TOTAUX		5	64	52	34	69	131	29	20	5	6	240	172	Totaux.	240	172	412

On a dit qu'en janvier 1877, deux jours de *mistral* avaient mis fin à l'épidémie, cela est peu exact. Ce n'est pas depuis le mois de janvier 1877 que la fièvre typhoïde a diminué d'intensité, c'est la diminution des cas nouveaux à partir de la deuxième quinzaine de novembre 1876 qui a réduit à 32 les décès pendant le mois de décembre, puis à 22 en janvier. La vérité constatée de tous les temps est, qu'en général, les vents de N. N. O. sont favorables à l'assainissement de la ville de Marseille, mais qu'ils ne suffisent pas pour déterminer la cessation des épidémies. Il y a même une exception à faire à propos des épidémies cholériques, pendant lesquelles nous avons vu, plusieurs fois, la mortalité augmenter rapidement sous l'influence du refroidissement subit de la température qu'occasionnent les vents de N. N. O. en toute saison à Marseille. Le même phénomène s'est produit pendant l'épidémie de variole en 1874-75.

Le docteur Barella, se basant sur les relevés statistiques du D' Janssens, a exposé à l'Académie royale de médecine de Bruxelles, que la mortalité par la pneumonie s'accroît pendant les épidémies de fièvre typhoïde. Nous nous sommes rendus compte de cette appréciation et nos recherches, de 1873 à 1876, contredisent l'opinion de M. Barella. Pendant ces quatre dernières années la fréquence des pneumonies a été en sens inverse de la fréquence de la fièvre typhoïde, et pendant l'épidémie de 1876, le mois le moins chargé en décès par la pneumonie, a été le mois d'août (20 décès), pendant lequel ont eu lieu 73 décès par la fièvre typhoïde. L'assertion de M. Barella est sans doute applicable à Bruxelles, mais elle n'est pas confirmée par les faits qui se sont produits à Marseille.

Les maladies des organes de la respiration ont occasionné 2553 décès, 17 de plus qu'en 1875. Dans le chiffre 2553 nous comptons 1331 affections aiguës, telles que coqueluche, 38 ; bronchites, 361; pneumonies, 779 ; congestion pulmonaire, 61; hémoptysie, 12 ; pleurésie, 52, etc., et 1222 affections chroniques parmi lesquelles 25 laryngites ; 235 catarrhes pulmonaires ; 914 tubercules ou phthisies pulmonaires, etc.

1110 décès doivent être attribués aux affections des voies digestives, savoir :

332 pendant le premier semestre.

788 pendant le deuxième semestre.

Cette catégorie d'affections, qui avait occasionné 835 décès en 1875, donne une augmentation de 275 décès pendant l'année 1876.

Sur ce total de 1110 décès, nous comptons 770 enfants du premier âge ; 221 pendant le premier semestre, 549 pendant le deuxième semestre. Parmi ces 770 enfants, 604 ont été victimes de l'entérite ; dans ce dernier chiffre sont compris 159 pauvres enfants trouvés et assistés.

Les maladies du cerveau ont occasionné 1288 décès : 1174 par suite de maladies aiguës et 114 de maladies chroniques. Dans le chiffre 1288 nous trouvons 645 enfants ou soit 50 0/0 : 315 atteints de convulsions, 330 de méningite. Les adultes ont été plus particulièrement frappés par l'hémorrhagie cérébrale dont le nombre s'est élevé à 337, parmi lesquelles 20 foudroyantes. Parmi les 114 décès de maladies chroniques, nous remarquons 56 ramollissements du cerveau et 42 paralysies générales.

Les affections du foie ont enlevé 81 malades : hépatite, 44 ; cirrhose, 25 ; ictère, 12, dont 4 malins.

Nous notons 39 décès suite d'affections puerpérales.

Maladies cancéreuses, 143, dont 50 utérines.

Parmi les causes accidentelles, on compte : 60 suicides ; 19 noyés ou asphyxiés ; 17 brûlures ; 13 meurtres ; 59 décès par blessures ou fractures diverses.

Dix décès par l'alcoolisme ont été constatés. Si nous rapprochons ce chiffre de celui des décès par la paralysie générale et les maladies du foie, et si nous nous souvenons que de toutes les causes de décès celles provenant de l'ivresse sont cachées avec le plus de soin par les familles, il est certain que l'abus des boissons alcooliques exerce encore des ravages sérieux. Ce mal date de loin dans certaines régions

de la France, mais dans le Midi, à Marseille, il n'y a pas longtemps encore l'ivrogne était un être curieux par sa rareté, il
était le jouet des enfants et l'objet des railleries de tous. Les
débits de boissons étaient rares à Marseille, on y buvait du
vin et non des alcools. Le cognac était servi rarement, on
usait avec tempérance du tafia, du rhum *originaire* de nos
colonies.

On rit moins aujourd'hui. Le nombre des ivrognes a augmenté, l'habitude émousse le sentiment, et puis, nous avons
tous, le pressentiment de l'influence désastreuse que l'abus
des boissons alcooliques exerce sur les mœurs et les vices de
notre temps.

Si les limites de ce compte-rendu ne nous imposaient d'être
bref, nous examinerions les méfaits de l'ivresse au triple
point de vue de la criminalité, du suicide et de l'aliénation
mentale. Nous effleurerons un instant cette dernière question.
C'est surtout, dans ses rapports avec l'aberration mentale que
l'ivresse est intéressante à étudier.

Nous l'avons dit déjà, le mal vient de loin.

La statistique générale de la France de 1856 à 1860 constate
que sur 15,866 causes physiques d'aliénation mentale les
excès alcooliques ont occasionné,

3,455 aliénés dont 3,014 hommes

441 femmes
_____
3,455

et le ministre ajoute. « En somme, à ne considérer que les
deux sexes réunis, et abstractions faite de l'hérédité, il résulte
des observations recueillies sur les admis dans nos asiles pendant la période 1856-1860, que de toutes les causes qui con-
courent à provoquer la folie, la plus ordinaire est l'ivrognerie. »

Dans le département du Nord, d'après le compte-rendu si
intéressant de M. le Dr Bouteille, directeur-médecin de l'asile
public d'Armentières, sur un personnel de 592 aliénés on
compte 32 paralysies générales progressives. Pendant l'année

1875 on en a observé 37 parmi les 170 malades admis, sur ce chiffre, 16 admissions, reconnaissent l'alcoolisme comme cause directe de l'aliénation mentale.

M. le D' Bouteille fait connaître le mouvement des paralysies générales progressives à Armentières pendant une période de 20 ans; il constate que, de 1855 à 1864, 126 paralytiques ont été admis, 270 l'ont été pendant les dix dernières années de 1865 à 1874, soit 396 en 20 années. En résumé, le nombre de paralytiques a plus que doublé à l'asile d'Armentière, la moyenne qui était de 19,8 est actuellement de 27,2. Notre savant confrère est complètement dans le vrai lorsqu'il dit que « la ville et la campagne donnent un nombre à peu près égal de malades. On ne saurait s'en étonner, car aujourd'hui le luxe, l'inconduite, l'intempérance et les passions, causes très-fréquentes de la folie, sont répandues maintenant aussi bien dans les campagnes que dans les villes. »

M. le D' Bouteille émet aussi une pensée très-heureuse à laquelle nous nous associons pleinement, c'est celle de prévenir les rechutes et de faciliter les sorties des malades des maisons spéciales, par la création d'une Société de patronage pour les aliénés ce qui serait d'une utilité incontestable. « Cette Société aurait pour mission de procurer du travail aux malades lorsqu'ils quittent l'établissement et de les secourir. Il est reconnu que la plupart d'entr'eux redeviennent aliénés parce que, livrés tout à coup à eux-mêmes et à leur propre initiative, ils sont exposés souvent à la misère et aux dangers qu'offre l'isolement. » Oui, cet appel sera entendu et cette création rendra de grands services aux malheureux déshérités de l'intelligence.

En ce qui concerne Marseille, qui est l'objet de cette étude, nous ne saurions mieux faire que de publier le mouvement des aliénés à Saint-Lazare et à l'asile Saint-Pierre, comparé au développement des débits de boissons, de 1802 à 1876.

D'après un relevé publié, il y a longtemps déjà, par M. Joseph Mathieu, le dénombrement des débits de boissons à Marseille était en :

	1858	1865	1871	1874
Cafés	147	361	334	316
Débits de liqueurs	148	383	445	354
Débits de vins	352	832	756	884
Totaux	647	1576	1585	1554

Nos notes particulières, patiemment collationnées depuis 1850, confirment à peu près les chiffres de notre savant statisticien. Cependant, désirant connaître toute la vérité sur le mal que nous signalons, nous avons eu recours à l'administration, et grâce à l'extrême obligeance de M. Davin, directeur de l'octroi à Marseille, nous pouvons publier des documents plus exacts encore. Ces documents comprennent, il est vrai, tout le commerce des boissons, mais défalcation faite de ce qu'on appelle les *chaix* et *entrepôts*, constituant le commerce en gros des vins et liqueurs, que l'on peut estimer aujourd'hui, en moyenne, à 350 établissements, il n'en reste pas moins prouvé que le mal est plus grave que ce que M. Joseph Mathieu et nous mêmes, nous l'avions cru.

— 13 —

Résumé du mouvement des aliénés, comparé au mouvement des débits de boissons à Marseille, de 1802 au 31 décembre 1876.

POPULATION.

Année	Population
1802	101,556 habitants.
1815	106,872 »
1820	109,483 »
1825	115,943 »
1830	132,300 »
1836	148,597 »
1840	156,060 »
1846	183,486 »
1851	195,438 »
1856	233,817 »
1861	260,910 »
1866	300,131 »
1872	312,864 »
1876	318,868 »

MOUVEMENT DES ALIÉNÉS de 1802 à 1876.

ANNÉES.	ADMIS.	SORTIS.	MORTS.	MOYENNE annuelle des admissions.
De 1802 à 1813..	396	191	102	36
De 1814 à 1825..	534	278	133	44
De 1826 à 1836..	685	329	153	62
De 1837 à 1846..	919	»	»	94
De 1847 à 1856..	2528	1470	777	252
De 1857 à 1866..	3489	2223	1434	348
De 1867 à 1876..	3799	2394	1268	379

NOMBRE DES DÉBITANTS SOUMIS AU PAIEMENT DE LA LICENCE.

De 1802 à 1820, à Marseille, d'après la statistique de M. le comte de Villeneuve, Chiffre moyen : 370 débits.

ANNÉES.	MARSEILLE.	Banl. et autres communes de l'arrondiss.	TOTAL (1).
1823	664	372	1036
1825	685	357	1042
1830	723	417	1140
1836	1166	434	1600
1840	1173	468	1641
1846	1508	692	2200
1850	1843	646	2459
1856	1748	674	2422
1860	2104	752	2856
1866	3370	673	4043
1870	2995	588	3583
1876	2774	625	3399

(1) Ainsi que nous l'avons dit, cette note concernant les débits de boissons n'est qu'un résumé du tableau que nous devons à l'obligeance de M. Davin, direct. de l'Octroi.

Il n'y a pas à discuter avec de pareils chiffres lorsqu'ils donnent de semblables résultats. A quelles considérations ne serions-nous pas autorisés à nous livrer. Sans doute il faut tenir compte des causes morales, politiques et générales, qui contribuent à augmenter le nombre d'aliénés ; sans doute la bonne tenue des asiles publics, les soins actuels dont les malades sont entourés, encouragent les familles à des placements plus fréquents qu'autrefois, mais ces considérations fort justes n'empêchent pas la triste vérité de se faire jour lorsque l'on compare la fréquence de la folie avec l'augmentation du nombre des débits de boissons à Marseille.

Esquirol a dit que la paralysie des aliénés était à peu près inconnue dans les contrées méridionales, réputées autrefois par leur sobriété ; cette opinion du célèbre aliéniste était fondée, car on ne s'enivrait pas de son temps comme on le fait aujourd'hui.

M. Lautard signale bien 125 cas de démence sur 926 aliénés, mais à peine parle-t-il de la démence paralytique (1). Peu d'années après lui, le Dr Guiaud, notre vénéré maître, constatait plusieurs fois cette affreuse maladie qui réduit l'homme à l'état le plus abject.

Le regretté Dr Aubanel a constaté comme manifestations pathologiques de l'abus des boissons alcooliques dans l'aliénation mentale les proportions suivantes :

Manie......................	37 sur	91	aliénés.
Monomanie..................	8 »	26	»
Démence....................	3 »	17	»
Démence avec paralysie générale	7 »	97	»
Totaux..............	55 sur	231	aliénés.

Ce chiffre est énorme si on songe aux causes multiples, variées de l'aliénation mentale, telles que, jalousie, revers de fortune, misère, orgueil, ambition, colère, événements politiques, libertinage, onanisme, etc.

_____

(1) *Essai historique et statistique sur la maison des fous à Marseille*, par le Dr Lautard, 1840, in-8° de 293 pages.

M. le D' Sauze, ancien médecin en chef de l'Asile Saint-Pierre, a constaté, entr'autres faits qui intéressent la science, que les 8/10mes des officiers atteints d'aliénation mentale et de paralysie générale, seraient devenus fous par suite d'excès alcooliques. Et le D' Motet, rappelant ce fait dans un rapport récent, ajoute: « Cette effrayante proportion est malheureusement vraie, et si l'on songe que l'abus de l'absinthe est la cause la plus fréquemment relevée, on ne peut que désirer de voir cette liqueur frappée de lourdes surtaxes, et partout désignée comme l'un des agents toxiques les plus meurtriers (1). »

Les archives de l'Asile Saint-Pierre renferment un enseignement sérieux. Non seulement l'abus des boissons alcooliques est cause chaque année de l'admission d'un certain nombre d'aliénés et en particulier de déments, mais nous avons remarqué que l'année 1867, celle qui a suivi les années où le nombre des débits de boissons a été le plus élevé (3,370), l'Asile Saint-Pierre, disons-nous, sur un personnel de 867 malades, comptait 74 aliénés (68 hommes, 6 femmes) par excès de boissons. Nous ne pensons pas que ce chiffre ait été dépassé. Il est constaté que l'état de cabaretier dispose à la paralysie générale.

L'augmentation du nombre d'aliénés a fixé plusieurs fois l'attention des membres du Conseil général des Bouches-du-Rhône. M. de Barthélemy, chargé du rapport annuel en 1871, disait: « L'Asile Saint-Pierre à Marseille a reçu jusqu'à présent les aliénés du Var, de Corse et de l'Algérie, ceux du Var seront retirés de l'Asile de Marseille pour être transférés dans celui des Alpes-Maritimes. Cela diminuera-t-il le nombre des aliénés à Marseille, il faut en douter, tellement le nombre des aliénés s'est accrû pendant cette période décennale. » Ces tristes prévisions ont été pleinement justifiées, car le personnel de l'Asile, qui était de 921 malades au 31 décembre 1871, a été de 931 en 1872, — 966 en 1873, — 923 en 1874, — 931 en 1875, — 962 en 1876.

(1) Séance solennelle de la Société française de tempérance, 26 mars 1876. Rapport du D' Motet.

Il semble que nous soyons dans un état stationnaire. Cet état est grave et le vice que nous signalons doit être combattu avec persévérance.

L'abus des boissons alcooliques n'est pas seulement réservé aux travailleurs, aux ouvriers, il est répandu dans toutes les couches sociales. L'homme intelligent comme l'ignorant en subissent la triste loi, celle d'une dégradation morale très-pernicieuse à la société. Il règne une inquiétude générale qui provient, pour les uns, de l'abus des boissons, pour les autres de la prodigalité, de l'excès de dépenses quotidiennes en dehors de la famille et dans la famille. Beaucoup d'hommes cumulent les deux défauts. Nous croyons que l'esprit public est altéré profondément par ces causes morales et physiques, renaissantes chaque jour à Marseille et dans toute la France.

Le D𝑟 E. Leudet, de Rouen, a consigné, dans un travail récent les symptômes et la marche de l'alcoolisme dans la classe aisée. Ce mémoire lu à Lille dans la séance de *l'Association française pour l'avancement des sciences* du 21 août 1874, produisit une vive impression. Il faut suivre l'auteur dans tous les développements, qu'il expose d'ailleurs avec un talent remarquable. Depuis plus de vingt ans, M. Leudet a suivi avec attention l'évolution de toutes les lésions produites par les abus alcooliques : l'ictère, les ulcères de l'estomac, la forme hypéresthésique de l'alcoolisme chronique, la marche de la phthisie chez les alcoolisés. Il apprécie avec justesse, combien la nature et la quantité des boissons alcooliques tiennent une large place dans l'effet morbide.

La classe aisée consomme, il est vrai, beaucoup de vin, mais il est rare que les grands buveurs usent exclusivement de ce liquide ; ils y joignent en général, le cognac, l'absinthe, le vermouth, le bitter, la chartreuse. Le médecin hygiéniste ne doit jamais perdre de vue que chez beaucoup d'hommes de la classe aisée la consommation habituelle des alcooliques peut atteindre une quantité plus grande que dans la classe ouvrière; de plus la classe aisée présente une forme d'abus alcoolique difficile à reconnaître : *c'est l'habitude de boire seul* (1).

_____

(1) D𝑟 Leudet. *Des symptômes et de la marche de l'alcoolisme dans la classe aisée.* Congrès de Lille 1874.

La fraude des boissons et surtout des alcools est pour le moins aussi dangereuse que l'abus que l'on en peut faire. C'est là un fait irrécusable. L'attention du législateur est éveillée à cet égard, mais en attendant que des mesures soient prises pour maîtriser et punir les méfaits, le médecin doit veiller attentivement sur toutes ces falsifications, causes journalières de maladies graves et quelquefois mortelles.

Citerons-nous l'excellent mémoire de notre ami le Dr Despine, intitulé, *le Démon Alcool* ; nous connaissons tous cette étude où la passion du bien public domine, et, si nous différons d'opinion sur quelques uns des moyens de répression qu'il propose, nous ne devons pas taire notre profonde reconnaissance envers un travail autant utile à la science qu'à l'humanité. On ne saurait trop, en effet, élever la voix contre les débits de liqueurs, notamment contre ceux qui servent de manteau à la prostitution et qui corrompent prématurément la jeunesse.

Nous ne voudrions pas charger ce tableau de nuances trop sombres, cependant, dans cette constatation des méfaits de l'alcoolisme, il faut bien tenir compte des principaux agents de perdition. Or, à Marseille, la fréquentation exagérée des brasseries, des tavernes, des cafés, des cafés-billards, des cafés-théâtres et des cafés-borgnes, est une des principales causes de négligence envers la famille. De la négligence au délaissement il n'y a qu'un pas.

Le grand nombre de ces établissements, leur luxe, la présence de femmes aux mœurs faciles, contribuent à attirer le public. Combien de familles n'accusent-elles pas ces établissements de l'inconduite de leurs fils, et du chef de famille, ce qui est pire.

Il existait autrefois, à Marseille, des cafés-chantants, c'était de vrais repaires, des lieux honteux, fréquentés par des étrangers. On y voyait rarement des personnes convenables, ou bien on s'y glissait furtivement, par curiosité, la nuit, fuyant les regards des passants. L'ivresse et la débauche vivaient là dans un rayon limité et spécialement surveillé par l'administration. Ces mauvais lieux existent toujours, seulement ils sont devenus plus nombreux. On n'hoit...

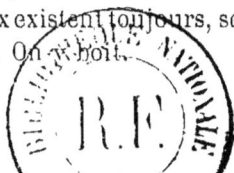

2

Le café-chantant a subi une transformation capitale, il s'est agrandi, il est devenu théâtre, — théâtre libre de jouer et de chanter toutes les rapsodies ; — si bien qu'en peu d'années nous avons assisté au triomphe de la *grimace de l'Art*, comme l'a dit un homme d'esprit (1), — au triomphe de la liberté du mauvais goût aidant à la dépravation. On y boit toujours.

Les femmes de mauvaise vie ne fréquentent plus autant le trottoir la nuit, elles se rendent aux cafés-concerts, elles y pratiquent leur infâme métier avec un peu plus de finesse, de rouerie ; leur retenue de mauvais aloi ne trompe personne, pas même l'œil et l'ouïe des femmes et des filles honnêtes conduites là par des maris ou des parents imprudents. On y boit encore.

Des fils de la bourgeoisie viennent y ramasser les filles perdues qui les aident à ruiner leurs familles, leur santé, et quelquefois à perdre leur honneur. Il faut bien payer la toilette de ces dames. On boit avec elles, absinthe, cognac et champagne. On dit de ces établissements que ce sont des théâtres populaires ; hélas ! oui, nous le savons, ils ne sont que trop populaires : le travailleur vient y boire ce qui serait utile à sa famille ; il y boit ce qu'il devrait porter à la caisse d'épargne ; il y contracte des goûts de paresse et l'habitude de négliger l'atelier. *On oublie que conserver est plus difficile que gagner*, mais on n'oublie pas de boire. Ceci dit généralement, car nous n'ignorons pas qu'il existe de nombreuses exceptions parmi nos travailleurs véritablement laborieux. Nous voudrions les voir tous se priver des boissons malfaisantes et prévoir les temps de chômage, soit par les dépôts à la caisse d'épargne, soit par la création d'associations spéciales, ou par la vulgarisation des associations coopératives de consommation.

M. le Dr Riant disait dernièrement, en parlant de l'imprévoyance d'un grand nombre de travailleurs : « Au nombre des moyens capables de diminuer les périls que court la tempérance, et de fortifier l'ouvrier contre ses propres tendances, ou

(1) M. Clovis Hugues. *La Jeune République.*

contre l'influence de l'entraînement ou de l'exemple, ne peut-on compter les associations coopératives de consommation?

« Soit qu'elles créent l'épargne, en diminuant le prix de revient des substances alimentaires (l'enquête de 1866 a démontré que cette économie peut monter à 25 ou 30 0[0) ; soit qu'elles donnent en dividendes à leurs actionnaires le bénéfice de leur sobriété, et, comme le prix de leur prévoyance ; soit qu'elles resserrent les liens de famille, en arrachant l'ouvrier aux séductions du cabaret ; soit qu'elles assurent sa santé, en substituant aux joies malsaines et aux boissons frelatées du comptoir, une boisson naturelle, salutaire, prise avec modération, aux repas, au milieu de la famille, ces associations méritent une sérieuse étude, et rentrent bien dans l'objet de nos préoccupations et de nos constants efforts » (1).

Il y avait autrefois à Marseille, 43 cafés, il en existe aujourd'hui plus de 300 ; le nombre d'habitants est triple, cela est vrai : au lieu de 100,000 nous sommes 300,000, mais les cafés sont six fois plus nombreux, et nous passons sous silence les débits de liqueurs, et les *cafés-borgnes* dont le nombre a aussi augmenté. La plupart de ces cafés-borgnes, tenus ou servis ordinairement par des filles ou femmes perdues, ne sont autre chose que des lieux de débauche et de prostitution : là, l'abus des boissons règne en maître. On y compte sur l'ivresse pour assouvir des passions plus brutales encore et pour dévaliser les imprudents qui se risquent dans ces mauvais lieux. Sans nul doute, la police exerce une surveillance active sur ces abominables repaires, mais faut-il encore que les victimes se plaignent, pour que l'autorité puisse intervenir.

Il appartient aux hommes de science et surtout aux médecins de réagir contre les tendances actuelles de la société, en ce qui concerne l'abus des boissons ; il y a là un danger public, et soit par des écrits populaires, soit par des lectures, des conférences dans les salles d'adultes, dans les cercles, les chambrées, les lieux de réunions des sociétés de secours mutuels, dans les mairies, etc., etc. Il appartient aux médecins de

_____

(1) *Bulletin de la Société française de tempérance.* T. IV, 1876, n° 1.

démontrer que sans prévoyance, sans économie domestique, il
n'y a point de bonheur pour l'individu, pour la famille, point
de sécurité pour l'ordre social; à eux aussi et plus particulièrement, de démontrer que de tous les vices, le plus contraire à
l'économie est l'abus des boissons; que l'intoxication alcoolique
excite les passions, pervertit le jugement, anéantit la conscience
et la volonté, qu'elle est un des mobiles les plus ordinaires des
actions contraires à la sécurité des personnes, et qu'elle conduit au vice, au crime, à la folie. Il est urgent, en un mot,
que chacun sache que, *si l'ivrogne n'est pas un aliéné, il est
sur la voie qui conduit à la folie, à l'abrutissement et à la
mort.*

Quels remèdes employer pour combattre un mal aussi pro-
fond? La loi de répression de 1873 sera-t-elle efficace? L'interdiction de la vente au détail de l'absinthe et autres boissons
produirait-elle des résultats utiles? cela est douteux, car de
nouveaux produits remplaceraient bien vite ceux qui seraient
interdits.

Qu'importe le flacon, pourvu qu'on ait l'ivresse !

a dit Alfred de Musset, avec trop de vérité.

Il ne faut pas s'y tromper, ce n'est pas seulement le goût de
la liqueur qu'apprécie le buveur, c'est la surexcitation mala-
dive qu'elle engendre. C'est là qu'est le mal actuel plus que
dans l'ivresse crapuleuse proprement dite, et cette nuance
échappe aux lois de répression.

Le véritable remède sera dans le retour à l'esprit de famille.
On s'enivre rarement auprès des siens, en présence de son enfant. Il faut fuir les estaminets, les cabarets, les cafés, les
brasseries, les cafés-chantants comme étant devenus des lieux
dangereux pour la santé, et nous pourrions dire pour la raison
publique. Nous l'avons dit déjà, l'intervention du médecin
dans la divulgation publique des maux engendrés par l'ébriété,
par l'abus des boissons doit exercer une influence salutaire,
mais il est indispensable que la femme sorte de l'état d'apathie
où elle se trouve. Balzac a dit depuis longtemps: *La femme,
mieux que le maçon, fait ou défait la maison*; c'est à elle de

réveiller l'esprit de famille, de seconder le médecin. Son influence est décisive. Il faut qu'elle prenne la résolution de vaincre par la douceur, par la persuasion, par l'esprit et l'*exemple* du devoir, — elle est sûre de la victoire.

Les mesures administratives doivent aussi venir en aide. Tout en reconnaissant que la réforme des mœurs doit être l'œuvre des populations sur elles-mêmes; bien que nous espérions du progrès de la raison publique un retour vers des idées plus saines, nous pensons que l'autorité ne peut rester indifférente aux maux que nous signalons.

Les causes de dépérissement, de dégénérescence sont multiples, vouloir les appliquer à un seul ordre de faits serait une grave erreur. Il est donc indispensable de les analyser. Il importe que le corps médical se pénètre du devoir qu'il a à remplir, à cet égard, envers la société, et que, tout en respectant le secret des familles, *sans indiquer nom propre* et *domicile*, il consente à inscrire sur des feuilles spéciales remises par l'autorité *les maladies et les décès* occasionnés par l'abus des boissons. Ainsi que cela se pratique ou devrait se pratiquer pour la variole, ces feuilles, adressées à la mairie, devraient jouir de la franchise postale, afin que chaque médecin, après avoir inscrit les renseignements demandés, n'eût qu'à les jeter dans la première boîte aux lettres qui se trouverait sur son passage. Cet usage, quotidien en Belgique, pour signaler toutes les maladies épidémiques, produit des résultats très-utiles : ce système appliqué à la recherche des dangers de l'alcoolisme serait profitable à la science et à la société.

Pourquoi n'appliquerait-on pas aux débits de boissons et de liqueurs, vermouth, tavernes et autres établissements de l'industrie alcoolique, la réglementation qui existe pour les bureaux de tabac? Pourquoi n'existerait-il pas entr'eux une distance réglementaire calculée d'après le chiffre de la population?

Nous ne demandons pas que, comme autrefois, après la retraite battue, il soit défendu aux cabaretiers de laisser ouverts leurs établissements, mais nous voudrions que les maires en France fussent moins faciles à accorder des autorisations spéciales retardant la fermeture de ces établissements. Nous voudrions que les règlements habituels tendissent à *avancer* l'heure de la fermeture au lieu de la *reculer* comme on le fait depuis longtemps dans les villes et même dans les villages. Ces mesures devraient être appliquées non-seulement aux cabarets, mais aussi aux brasseries, aux cafés-chantants ou autres, ainsi qu'aux cercles, dont nous n'avons point parlé, parce que nous espérons qu'à l'exemple de quelques uns d'entr'eux, ils serviront bientôt à améliorer l'éducation populaire.

L'impôt des boissons est aujourd'hui l'arche sainte des revenus publics, on ne saurait'y toucher sans compromettre des intérêts sérieux. Nous pensons qu'il faut le maintenir ; mais nous croyons également qu'il serait utile de rechercher un mode d'impôt qui désintéressât l'administration de l'accroissement des débits de boissons ; en un mot, qu'elle n'eût plus un intérêt direct, immédiat, à favoriser la consommation des boissons et la multiplication exagérée de tous ces établissements plus ou moins dangereux pour l'esprit de famille et la santé publique.

« La Société, dit le Dr Issartier (1), s'empoisonne en buvant mal de mauvaises boissons qui engendrent un grand nombre de maux. L'alcool en est la cause, et c'est son abus qui justifie cette parole de Flourens : *l'homme ne meurt plus, mais il se tue.* » Nous croyons qu'une pénalité plus sévère devrait être appliquée aux fraudeurs des boissons ; la fermeture temporaire ou définitive de l'établissement vaudrait mieux que des amendes même exagérées.

Le médecin a pour devoir de dire bien haut, que l'ivrognerie est aussi une cause de décroissance de la population, car elle conduit l'homme à l'impuissance, à la stérilité, elle provoque l'avortement chez la femme. Plus qu'on le croit, elle est la cause de la séparation des époux ; elle est également une cause de dégénérescence de la race. D'après le Dr Morel, les enfants des ivrognes sont des êtres dégénérés souvent frappés d'impuissance reproductive.

---

(1) Dr Issartier. *L'Alcoolisme moderne, étude sociale sur le poison en France.* Paris, 1861.

L'ivrognerie, comme la prostitution et la stérilité volontaire, amoindrit, éteint la fécondité, non-seulement elle contribue beaucoup à l'arrêt qui se manifeste dans l'accroissement de la population, elle contribue aussi à l'abaissement de la vie moyenne.

Nous dirons toute notre pensée. L'abus même modéré des boissons, est l'ennemi direct des liens sociaux ; dans nos discordes civiles il exalte les passions, il fait des malades autant que des criminels. La société doit se garantir contre les malades dangereux et dans cet ordre d'idées, les asiles d'aliénés devraient souvent remplacer la prison. C'est un moyen dont on tiendra compte si les hommes de sciences interviennent auprès des gouvernements. La dégradation morale qui atteint l'aliéné, pour lui-même, comme dans ses rapports avec la société, n'est pas irrémédiable : Il inspire souvent la compassion et l'intérêt. Cette dégradation subjugue l'homme, l'anéantit et quelquefois lui apprend à se défier de lui-même. La dégradation qui frappe le criminel est le plus souvent irrémédiable, les récidives l'attestent. Le crime inspire la crainte et la répulsion. L'esprit de perversion et de vengeance qui anime les criminels vis-à-vis la société, n'est en rien tempéré par la peine qu'ils ont subie (1).

La législation doit être profondément modifiée.

Pourquoi ne créerait-on pas auprès des tribunaux, des conseils médicaux chargés d'examiner les accusés de certains délits et de crimes, avant de les livrer entièrement à l'action de la justice.

Il appartient à la science médicale de discerner les délits et les crimes consécutifs à l'aberration mentale et à la folie suite d'ivrognerie, afin d'en arracher les victimes à la vindicte publique : séquestrer ces victimes dans des asiles spéciaux afin de les guérir s'il en est temps encore. D'autre part, donner une publicité soutenue, officielle, à ces faits malheureux, afin qu'ils servent d'exemple et d'effroi aux hommes qui se livrent à l'ivresse.

---

(1) *Des Vices et des Erreurs dans leurs rapports avec la natalité en France.* Mémoire déposé à l'Académie de Médecine de Paris, 1875.

Nous croyons qu'une pénalité morale accompagnée d'un traitement médical approprié à l'état des infortunés placés dans ces asiles spéciaux, exercerait une influence décisive contre cette funeste habitude de l'ivrognerie, qui est, comme nous l'avons dit, une cause sûre d'amoindrissement de la race et de dépopulation.

Hôpital militaire. — Grâces aux bulletins mensuels publiés en 1876 par MM. les docteurs Frizon et Levié, nous connaissons les principales causes des entrées, des sorties et des décès des malades militaires. Combien nous serions heureux de pouvoir en dire autant pour tous les services hospitaliers de Marseille. Mais non, il faudra attendre dix mois, un an peut-être, c'est-à-dire, lorsque tout intérêt d'actualité aura disparu, avant que l'administration des hospices publie son compte-rendu annuel de statistique médicale. La Société médico-chirurgicale des hôpitaux de Marseille ne pourrait-elle combler cette lacune dans l'avenir et suivre en cela l'exemple que lui donne la Société médicale des hôpitaux de Paris par l'organe de son distingué et savant secrétaire, M. le docteur Ernest Besnier.

En 1876, l'hôpital militaire de Marseille a eu un mouvement de 2036 malades ; 1060, pendant le premier semestre ; 976 pendant le deuxième semestre, répartis comme il suit :

1876.	1er Trimestre.	2e Trimestre.	3e Trimestre.	4e Trimestre.	Totaux.
Entrées..	542	518	665	311	2036
Sorties..	480	509	607	343	1936
Décès...	19	13	29	20	81

Pendant le premier trimestre les phlegmasies des voies respiratoires ont prédominé, ainsi que les rhumatismes articulaires, ces derniers compliqués, assez souvent, d'endocardite ou de péricardite. C'est en février et en avril surtout que ces affections ont présenté le plus de gravité. Les incessantes variations de l'atmosphère qui ont régné à cette époque de l'année jusque vers la fin mai ont maintenu à ces maladies les mêmes caractères de gravité. Les pleurésies aiguës ont été accompagnées d'épanchements considérables, réclamant de bonne heure, pour quelques malades, l'opération de la thoracenthèse.

C'est dans le cours du deuxième trimestre qu'une petite épidémie d'oreillons a atteint 54 militaires, dont 14, dans le 40° et le 52° de ligne ; 14, dans le 7° bataillon de chasseurs à pied ; 22, dans les 2 batteries du 38° d'artillerie et 4 dans les sections d'ouvriers d'administration.

La garnison de Marseille n'a pas été seule atteinte de cette maladie. Le docteur Hector George, dans son bulletin, toujours si intéressant, a signalé les épidémies d'oreillons qui ont été observées en 1876 sur le 5° bataillon de chasseurs à pied, à Dijon ; dans le 3° régiment de ligne à Antibes (45 hommes atteints) ; enfin chez le 83° régiment de ligne, à Albi (118 hommes atteints).

Les récidives de fièvre intermittente ont été particulièrement remarquées, à partir du mois de mai jusqu'au mois d'août chez les soldats du 40°, récemment arrivés de Corse, et d'autres venant d'Afrique. Existe-t-il quelque coïncidence entre les fièvres intermittentes, plus nombreuses au mois d'août 1876, et la petite épidémie d'héméralopie constatée pendant ce même mois, laquelle a donné lieu à l'admission de 15 soldats atteints de cette affection ? cela n'est pas probable puisque le compte-rendu ne le signale pas.

On remarque, par moments, des épidémies d'héméralopie sur l'équipage des vaisseaux dans quelques stations navales. Cette maladie complique quelquefois le scorbut, les fièvres pernicieuses, etc., mais on l'observe rarement dans les casernes à l'état épidémique. Nous n'avons fixé notre attention sur ce point qu'à cause de la similitude du nombre : 16 malades atteints de fièvre intermittente entrés à l'hôpital militaire pendant le mois d'août et 15 malades admis et frappés de cécité nocturne. Nous savons aussi qu'il faut tenir compte de quelques exemples de simulation, assez fréquents dans les garnisons, soit pour se dispenser du service, soit pour obtenir un congé.

L'embarras gastrique, la diarrhée ont régné comme d'habibitude pendant les mois de juillet, août et septembre; mais c'est surtout la fièvre typhoïde qui a été dominante dans la garnison comme pour la population civile : sur 202 militaires atteints, il y a eu 45 décès. A part quelques uréthrites aiguës plus fréquentes en novembre, le quatrième trimestre n'a rien présenté de notable.

En résumé, les affections des voies respiratoires ont amené à l'hôpital militaire 321 malades ; les maladies de cerveau 7 ; celles des voies digestives, 274 ; ictères, 32; érysipèle, 24, dont 15 de la face ; variole et varicelle, 24 ; rhumatisme articulaire, 80 ; fièvre intermittente et autres, 76 ; adénites, 9, etc., etc ; les maladies diverses, 1189, parmi lesquelles quelques affections chirurgicales et un très grand nombre de vénériens en récidive et autres.

Nous avons dit que la fièvre typhoïde avait occasionné 45 décès ; les autres 36 décès sont dus aux causes ci-après : variole, 3 ; érysipèle, 1 ; pneumonies et pleurésie, 11 ; tuberculose pulmonaire, 3 ; angine couenneuse, 1 ; méningite ; 3 ; nostalgie, 1 ; alcoolisme aigu, 1 ; cachexie palustre, 2 , embarras gastrique, 1 ; diarrhée ou dyssenterie, 2 ; choléra sporadique, 1; péritonite, 1; néphrite albumineuse, 1 ; phlegmon diffus, 1 ; abcès du cerveau suite d'otorrhée, 1.

Le chiffre moyen de la garnison ayant été en 1876 de 3943 hommes, il en résulte que la mortalité a été de 20 pour mille.

Pour la population civile (enfants du premier âge compris), le nombre d'habitants étant de 318,868 et les décès de 8965, la mortalité s'est élevée à 38 par mille en 1876 ; pendant la même année les naissances ont été de 31 par mille habitants.

Variole. — Pendant l'épidémie de variole qui a eu lieu en 1874-75, nous avons demandé l'application rigoureuse de plusieurs mesures hygiéniques , telles que l'isolement des malades ; la désinfection ou la destruction des linges et hardes des varioleux, — l'interdiction de la vente des susdits objets. Nous avons particulièrement insisté pour que l'administration des hôpitaux, en outre des moyens dont elle dispose, posssède une voiture *spéciale* destinée au transport des varioleux, de leur domicile à l'hospice qui doit les recevoir, et, comme suite, qu'il soit interdit aux voitures de place d'accepter des malades atteints de variole, pour les conduire dans les hôpitaux ou ailleurs.

En 1876, nous avons été épargnés, cependant au mois de novembre, il a suffi d'un soldat arrivant d'Afrique, atteint de variole et conduit du fort Saint-Jean à l'Hôpital militaire le 25 novembre, où il est mort le 5 décembre, pour voir reparaître la maladie, et, si, au moment où nous traçons ces signes, elle ne s'est point généralisée, il est certain que 12 à 14 personnes en sont victimes chaque mois et que nous avons dû signaler la nécessité de revenir au plutôt aux vaccinations et aux revaccinations

Dans ce cas spécial nous pensons que Lafon Bazile, 30 ans, appartenant au 2me régiment de spahis, de passage à Marseille, a été transporté du fort Saint-Jean à l'Hôpital militaire, dans la voiture de l'administration et nous ne pouvons accuser les voitures de place, mais il n'en est pas toujours ainsi.

Deux faits récents qui se sont produits sous nos yeux expliqueront mieux notre pensée. Ils n'étonneront personne. Nous les citons comme exemples d'autres faits qui se pratiquent chaque jour sous une forme ou sous une autre.

Un cas de variole se déclare dans une maison, rue Lisse-Saint-Victor, chez M. B..., on éloigne deux jeunes garçons de la famille ; — quinze jours après, un dimanche, l'un des deux enfants est ramené dans une *voiture de place*, à la rue Lisse-Saint-Victor, en pleine éruption variolique ; le dimanche suivant, la même opération a lieu au moyen d'une autre *voiture de place* pour le frère du précédent, également atteint de variole, que l'on ramène au foyer commun, rue Lisse-Saint-Victor : à ce moment la D^{lle} N...., grande et belle fille, quoique très-émue, aide à sortir l'enfant de la voiture, peu de jours après elle est frappée de variole confluente et depuis deux mois elle n'est pas encore rétablie.

N'est-il pas certain que ces véhicules ont été occupés presque immédiatement par d'autres voyageurs ; combien parmi eux ont-ils contracté la variole ? Cette crainte existerait-elle, si on avait fait droit à notre demande, s'il était interdit aux voitures de place de transporter les varioleux. Qu'on ne s'y trompe pas, les voituriers ne sont point jaloux de ces transports, l'humanité seule leur impose ce service, si encore les règlements ne leur enjoignaient de satisfaire à la demande de tous les voyageurs. Il importe donc d'aviser. Nous ne voyons qu'un moyen, c'est que l'Administration des hospices établisse un service *spécial*, *gratuit*, pour les indigents et un *service payant* pour ceux qui ne le sont pas.

Marseille n'est pas la seule ville où l'on oublie ce que l'on doit à l'hygiène publique. Le Conseil municipal de Paris a demandé, il y a quelque mois l'établissement d'un service spécial de voitures pour le transport des malades dans les divers établissements hospitaliers de la Capitale, nous n'avons pas appris encore que l'assistance publique ait déféré à ce vœu légitime.

En Angleterre on est plus soucieux des choses utiles. Non seulement il existe une organisation complète pour la désinfection à *domicile*, des linges et hardes des varioleux, et des murailles des appartements qu'ils occupent ; mais, par suite de la nouvelle législation, le transport des individus atteints d'affections contagieuses, par les voitures de place, est interdit sous peine d'une amende de 5 livres sterling (125 fr.), atteignant les cochers et même les malades, sans compter que les voitures sont envoyées en fourrière pour y être complètement désinfectées aux frais des délinquants. Des faits malheureux justifient ces mesures sanitaires. M. le Dr de Pietra-Santa, dans son excellent journal d'hygiène, emprunte le récit suivant au *British médical Journal*, du 10 mars 1877.

« Dernièrement un Londonnien vit s'arrêter, à la porte d'un hôpital, une voiture de place d'où descendit un individu dont la figure était couverte d'éruption variolique. Le fiacre ayant repris sa course, fut arrêté, à quelques pas de là, par un jeune ménage, qui s'y installa, sans se préoccuper des signes de détresse de notre philanthrope. Malgré son désappointement, il suivit au pas de course la voiture en question, et s'il n'eut pas la satisfaction de pouvoir prendre le numéro du fiacre, il vit du moins les deux voyageurs entrer sous le vestibule d'une maison de belle apparence située sur l'une des places de la capitale.

« Plusieurs jours plus tard, le Londonnien, observateur entêté, vint à traverser le quartier, et en voyant toutes fermées les jalousies de la susdite maison, il s'enquit auprès des voisins de la cause de ce signe de deuil, et il apprit, malheureusement, sans en être étonné, que le mari était mort la veille de la petite vérole, et que la jeune femme atteinte de la même maladie, se trouvait à toute extrémité. » Ce fait lamentable, dit notre honorable confrère, enregistré dans tous les journaux médicaux et politiques de Londres, a produit chez nos voisins une très-vive impression. Puisse-t-il être de nature à dessiller les yeux de nos administrateurs et de nos édiles ?

Recensement de 1876. — Nous devons revenir sur le recensement de la population afin de corriger et de compléter les chiffres indiqués par notre Bulletin de décembre dernier.

Enumérons d'abord en détail le mouvement des naissances et des décès de 1873 à la fin de 1876 :

NAISSANCES. — DÉCÈS. — ENFANTS de 0 jour à 1 an décédés à Marseille.

ANNÉES	Sexes	NAISSANCES Légitimes	Naturelles	TOTAUX	DÉCÈS TOTAUX	ENFANTS 0 jour à 1 an Légitimes	Naturels	TOTAUX
1873	M.	4234	668	4902	4797	734	226	960
	F.	3965	600	4565	4266	557	250	807
1874	M.	4057	675	4735	4718	785	153	938
	F.	4027	625	4652	4198	664	140	804
1875	M.	4131	640	4774	5051	853	119	972
	F.	3910	643	4583	4637	708	133	841
1876	M.	4528	615	5143	4682	825	162	987
	F.	4139	613	4752	4283	745	157	902
		33021	5082	38403	36632	5868	1340	7208

ENFANTS ASSISTÉS.

	Sexes	1873	1874	1875	1876 (1)	Admissions
Admissions	M.	383	389	360	»	1132
	F.	361	353	326	»	1040
TOTAUX		744	742	686	»	2172
						Décès.
Décédés à l'hospice	M.	97	72	49	»	} 419
	F.	98	55	48	»	
TOTAUX		195	127	97	»	
Décédés en nourrice ou à la campagne	M.	410	131	124	»	} 723
	F.	119	149	120	»	
TOTAUX		229	250	244	»	1442

(1) Les chiffres de 1876 ne sont pas encore connus.

D'après le recensement de 1876, l'agglomération marseillaise contient 318,868 habitants, ce qui constitue une augmentation de 6,004 habitants sur le recensement de 1872 dont le total était de 312,864.

La population de 1876 se répartit comme il suit :

SEXE MASCULIN	SEXE FÉMININ
91626 garçons.	82089 filles.
60866 mariés.	60659 mariées.
6372 veufs.	17256 veuves.
158864	160004

318868

Nous avons obtenu de la bienveillance de M. le Maire le chiffre exact de la répartition de la population par arrondissements de police. Ce travail n'existait pas. Nous avons demandé de maintenir, pour cette répartition, les délimitations fixées par l'arrêté préfectoral de 1868. Dorénavant nous établirons avec plus de facilité nos travaux comparatifs de statistique médicale :

Tableau indiquant la répartition de la population dans les
24 arrondissements de Marseille.

	DÉSIGNATION des arrondissements.	POPULATION normale ou municipale.	POPULATION en bloc.	TOTAL.	OBSERVATIONS.
1	Préfecture........	20688	3465	24153	
2	Hôtel-de-Ville.....	16900	»	16900	
3	Palais de Justice ..	2868	»	2868	
4	Grand-Théâtre....	9875	»	9875	
5	Hôtel-Dieu.......	16760	1064	17824	
6	Bourse..........	19552	118	19670	
7	Mont-de-Piété....	12946	123	13069	
8	Marché central....	12991	212	13203	
9	Hôpital militaire..	17312	1323	18635	
10	Gare du Sud......	15606	1551	17157	
11	Boulevard Chave..	24864	777	25641	
12	Gare du Nord.....	19984	2420	22404	
13	Belle-de-Mai......	14078	125	14203	
14	Bassin de Carénage	13079	1061	14140	
15	Arc de Triomphe..	21895	46	21941	
16	Port (la mer)......	1059	»	1059	Les Iles.
17	Saint-Louis.......	21446	738	22184	
18	Saint-Julien......	14364	725	15089	
19	Saint·Marcel	11564	1246	12810	
20	Mazargues........	9841	125	9966	
21	Endoume.........	6050	27	6077	
		303722	15146	318868	

Le recensement de 1876 constate l'existence de 27,449 maisons, 89,488 ménages. On compte à Marseille 264,014 français,
54,854 étrangers, ces derniers se divisant ainsi par nationalité :

Anglais , Écossais et Irlandais..............	304	*Report*......	53377	
Américains	127	Russes.........	116	
Allemands..............	468	Suédois , Norvégiens et Danois..............	30	
Autrichiens et Hongrois.	156	Grecs.......	392	
Belges................	278	Turcs et Egyptiens......	145	
Hollandais.............	82	Roumains ou Serbes.....	1	
Italiens..:.............	49803	Chinois, Indiens et Asiatiques	53	
Espagnols	930	Autres étrangers........	120	
Portugais..............	39	De nationalités inconnues	620	
Suisses.	1190			
A reporter.....	53377	TOTAL.........	54854	

L'augmentation du nombre des italiens à Marseille est considérable. En 1851, il y en avait 16,109; dix ans après on en comptait 20,667; en 1866, 29,649 et en 1876, 49,803.

Nos services hospitaliers sont littéralement encombrés par la population italienne. Les comptes-rendus de 1872 à 1875 constatent le dénombrement ci-après :

ANNÉES.	MALADES admis à l'Hôtel-Dieu et à la Conception.			FRANÇAIS		ÉTRANGERS		DÉPENSES applicables aux journées de maladies à l'Hôtel-Dieu et à la Conception.
	Hommes.	Femmes.	Total.	Marseille.	Autres villes.	Italiens.	Autres pays.	
								fr. c.
1872	6137	2605	8742	566	3730	3471	975	530,192 68
1873	5774	2437	8211	618	3178	3463	952	615,648 84
1874	5689	2224	7913	641	2794	3551	927	697,316 88
1875	5854	2679	8533	529	2248	4739	1047	681,046 90
1876 (1)	»	»	»	»	»	»	»	»
	23454	9945	33399	2354	11920	15224	3901	2,524,205 30

Dans la crainte d'encourir le reproche d'exagération, nous avons limité nos appréciations au compte des dépenses applicables aux journées de traitement des maladies aiguës ou gué-

(1) Les chiffres de 1876 ne sont pas encore connus.

risables, et, nous avons négligé les dépenses applicables à l'hospice de la Charité, ainsi que d'autres dépenses plus générales qui augmentent annuellement de 3 à 400,000 francs, les chiffres que nous venons de récapituler : exemple, le chiffre total des dépenses de 1875, qui a été de 1,049,709 fr. 47 cent.

Ainsi donc, en quatre années, 15,224 malades italiens ont été à la charge de la charité publique à Marseille, et ce n'est pas tout, car il nous manque l'évaluation des dépenses que s'imposent, pour cette nationalité, le bureau de bienfaisance, la société de bienfaisance et de charité, la société de charité maternelle, la société de Saint-Vincent de Paul, la maison hospitalière de Saint-Jean de Dieu, dont la dépense moyenne, depuis cinq ans, en faveur des italiens est de 11,388 fr. 60 c. par an, et les allocations des paroisses auprès desquelles ces malheureux ne sont pas les moins obséquieux.

Nous savons les travaux pénibles auxquels se livrent les italiens à Marseille, les privations excessives qu'ils s'imposent pour réaliser des économies, qu'un grand nombre d'entr'eux porte chaque année au pays natal. D'autres, sont des artistes qui se font remarquer par certains travaux.

Nous ne formulons pas une plainte. Tout ce qui touche à l'assistance publique est sérieux. Mais en présence des charges énormes qui pèsent sur la commune de Marseille, pour assister la fraction nomade de la colonie italienne, nous craignons que nos administrations soient un jour réduites à limiter les secours à ceux qui résident sérieusement à Marseille, ou à ceux qui auront plus d'un an de résidence. ainsi que cela se pratique dans un grand nombre d'établissements hospitaliers. Nous ne voyons qu'un moyen pour prévenir une semblable éventualité, c'est de soumettre la situation actuelle à l'appréciation de la Société de bienfaisance italienne, dont les ressources, nous le croyons, sont très limitées, afin qu'elle intervienne auprès de son gouvernement, lequel sans nul doute, accorderait alors une indemnité de secours en rapport avec le nombre des malades italiens à secourir.

Il y aurait encore un moyen de concilier tous les intérêts, ce serait que les italiens à Marseille, imitassent l'exemple de cc qui se fait en Angleterre. Les Français à Londres, ne comptent pas pour le sixième de la population, comme les italiens à Marseille, cependant ils viennent d'y créer récemment un hôpital tout spécial aux Français. Cette institution de bienfaisance est due à la générosité de nos compatriotes, ainsi qu'à la participation du gouvernement français. Ce serait la solution la plus rationnelle de la question dont nous nous occupons.

Du 1er janvier 1873 au 31 décembre 1876, l'exédant des naissances a été de 404, en 1873 ; de 471, en 1874 ; de 930, en 1076 ; ce qui porte le total à 1805 ; mais nous avons à déduire l'excédant de 334 décès de 1875, ce qui réduit l'excédant des naissances à 1471. Il reste une plus value de 4533 habitants pour compléter le chiffre de l'excédant total du recensement de 1876, qui a été, comme nous l'avons dit, de 6004. Cette plus value de 4533 habitants est due au mouvement des affaires, au déplacement des populations rurales, industrielles, et surtout à l'élément étranger.

L'excédant de 1471 naissances est-il bien exact ? il y a lieu d'en douter lorsqu'on sait qu'à Marseille, d'après les registres des bureaux de placements, on a constaté qu'en 1873 (1) 6000 enfants ont été allaités par la mère, 2072 ont été allaités par des nourrices sur lieu, 1108 envoyés en nourrice par les bureaux. A ce dernier chiffre, il faut ajouter 287 enfants également envoyés en nourrice directement par les mères, ce qui donne une moyenne de 3467 enfants confiés à l'allaitement mercenaire.

En ce qui concerne la mortalité des enfants du premier âge, ceux décédés à Marseille ne doivent point entrer ici en ligne de compte puisqu'ils sont déjà compris dans les décès constatés; mais combien sont morts annuellement parmi les autres 1395

(1) Société protectrice de l'enfance de Marseille. Réponse aux questions du programme de l'Académie de médecine de Paris.

ou 1400 enfants envoyés en nourrice ? on ne le saura exactement que lorsque la loi de protection du 23 décembre 1874 sera exécutée et que l'on établira un *répertoire communal* de l'industrie nourricière, en imposant au maire de la commune qui reçoit la déclaration de décès d'un enfant âgé de moins d'un ou de deux ans, d'en donner *avis officiel* immédiatement au maire de la commune où cet enfant est né. Jusque là, nous n'aurons que des données approximatives et c'est à ce titre que nous admettons le chiffre annuel moyen de 1400 enfants ou soit 5600 pour quatre années, comme contingent des enfants envoyés en nourrice *hors Marseille*. Et, sur ce nombre, calculant à 25 0[0 le nombre d'enfants morts en nourrice, nous l'évaluons à 1400 décédés, ce qui réduit à 71 habitants l'augmentation de population due aux naissances entre le recensement de 1872 et celui de 1876.

Nous ne dirons pas que tous ces enfants sont morts faute des soins minutieux que seule une mère peut donner, mais il est certain que les faits déplorables mis en évidence par les honorables docteurs Brochart, Monot (de Montsauche), etc., attestent la nécessité qu'il y a pour les mères d'allaiter elles-mêmes leurs enfants au lieu de les abandonner à l'industrie nourricière.

Une chose échappe complètement à l'attention des familles, c'est de s'informer s'il réside un médecin dans les communes où les enfants sont envoyés en nourrice ; cette simple précaution en sauverait un grand nombre.

Voilà une jeune mère, pleine de tendresse pour son nouveau-né, elle embrasse avec effusion ce gage précieux d'union et de bonheur ; elle craint pour lui le moindre attouchement un peu brusque, le courant d'air le plus léger ; un petit bourrelet de la layette sur la peau de l'enfant la préoccupe, le moindre cri de douleur éveille sa sollicitude et provoque en elle une anxiété indescriptible ; et puis, rarement par nécessité, et trop souvent pour s'affranchir des peines matérielles qu'impose l'allaitement maternel, elle abandonne cet enfant, à peine âgé de quelques jours, à des mains étrangères. Cette mère imprudente l'envoie en nourrice. Elle le confie à une nourrice dont elle ne connaît pas la conduite intime, ni l'intelligence et non plus les habitudes de propreté. Encore moins songe-t-elle à la virtualité du lait maternel, si bien définie par M. Jean-Baptiste Desplaces; et comme le dit cet homme de bien, elle ignore que plus tard, lorsque l'enfant lui est rendu, le lait de la nourrice a effacé partiellement l'empreinte maternelle, si elle ne l'a pas remplacée ; que c'est un enfant à deux mères, qu'il porte en lui le germe de deux influences contraires, etc; notre éminent conférencier a émis également cette grave déduction qui doit fixer l'attention de tous les esprits sérieux « que la dégénération successive du sang de notre aristocratie provient, en grande partie, de ce qu'elle l'a laissé adultérer par les instincts inférieurs de la nourrice mercenaire. La promiscuité de l'allaitement a produit à la longue le même effet sur le peuple français ; elle a contribué à affaiblir le lien mystérieux de la tradition ; l'originalité native particulière à chaque famille (1). »

Ces considérations ont depuis longtemps frappé l'esprit des philosophes et des médecins, mais il faut les vulgariser afin qu'elles fixent l'attention des familles.

Travail des enfants et des filles mineures. — La loi du 19 mai 1874 sur le travail des enfants et filles mineures dans l'industrie a été appliquée dans les Bouches-du-Rhône pendant l'année 1876. Une commission présidée par M. Le Blanc, ingénieur en chef du département, est chargée de la surveillance dans le premier arrondissement dont le siége est à Marseille. Entr'autres travaux, cette commission s'est particulièrement occupée des enfants employés dans les mines du bassin de Valdonne et elle a proposé à l'autorité supérieure l'application de mesures hygiéniques conformes aux prescriptions de la loi. Il y a lieu d'espérer des résultats utiles de cette intervention légale.

---

(1) Conférence sur la virtualité du lait maternel, par M. Jean-Baptiste Desplaces, président de l'Académie de Mâcon, 1876.

M. Linarès, inspecteur divisionnaire, est chargé de la 14ᵐᵉ circonscription ; sa surveillance s'étend sur les départements des Hautes et Basses-Alpes, des Alpes-Maritimes, des Bouches-du-Rhône, de la Drôme, de Vaucluse et du Var. Cet inspecteur a eu bien souvent occasion de constater les abus visés par la nouvelle loi de protection et il a dû les signaler ou les poursuivre.

Il en est de même par toute la France. Que l'on ne dise pas que la loi du 19 mai 1874 n'est point exécutée. Les faits protestent contre cette assertion. Au début, les commissions de surveillance ont dû user d'une tolérance relative et donner le temps à l'industrie de modifier ses habitudes et ses règlements ; dorénavant elles apporteront plus de sévérité dans leur mandat.

Plusieurs industriels ont été condamnés pour avoir soumis au travail, plus de six heures par jour et ne fréquentant pas l'école, des enfants au-dessous de quinze ans. A la suite d'un procès qui a eu lieu à Roubaix (Nord), on a fait cette remarque que plusieurs communes ont créé des classes dont les heures coïncident avec la sortie des ateliers. Cet exemple devrait être suivi, si non imposé, partout où il y a des enfants ouvriers, afin qu'ils puissent se reposer deux fois par jour, une heure ou deux après leur repas, en suivant les leçons qui leur sont destinées. Cela serait préférable aux écoles du soir. Ces pauvres apprentis, souvent harassés de fatigue après leur journée faite, sont encore obligés de prendre sur leur sommeil pour s'instruire. Au lieu d'atténuer les effets de leur extrême fatigue du jour, ces classes nocturnes ne font souvent que les aggraver.

Tout contrat d'apprentissage devrait stipuler l'obligation réciproque des parents et des patrons d'envoyer l'enfant à l'école du jour, soit de midi à deux heures. A ce propos, le Dʳ Garnier (1) raconte qu'une pauvre femme anglaise, chargée de cinq enfants dont l'aîné avait onze ans, était sollicitée dernièrement par une de ses compatriotes pour l'employer dans

(1) Docteur P. Garnier. Journal *La santé publique*.

sa maison avec un petit salaire. A une condition dit la pauvre mère, c'est que vous l'enverrez à l'école du matin, ce qui fut accepté. Tous les parents en devraient faire autant.

Par une circulaire récente, le Ministre vient de défendre d'occuper les enfants dans les établissements dont le travail est susceptible de développer dans l'air des poussières nuisibles à leur santé. Tels sont :

Le sciage et le polissage à sec du marbre, de l'albâtre, de la pierre, du verre et des cristaux ;

La soudure des boîtes à conserves ;

Le déchiquetage des chiffons pour les tissus dits *renaissance* ;

Le blanchissage à la céruse des dentelles ;

Le grattage des émaux dans les fabriques de verre de mousseline ;

L'extraction et le piquage des grès ;

Le broyage à sec des matières minérales ;

L'aiguisage et le polissage des métaux ;

L'extraction et la fabrication des meulières et meules ;

Le coupage des poils de peaux de lapin ou de lièvre.

Vaches laitières. — Cette étude déjà trop longue, nous prive de traiter la question des vaches-laitières, comme nous nous étions proposé de le faire.

Nous voudrions délivrer ces innocentes prisonnières des conditions malsaines d'immobilité où elles sont tenues depuis longtemps à Marseille. Ah ! si Pierre Dupont pouvait être témoin de la rigueur dont elles sont l'objet, il joindrait ses doléances aux nôtres, afin qu'elles fussent rendues à la liberté Il faut vraiment que nous soyons arrivés à un degré de sensibilité bien anormal, pour que nous ne puissions plus supporter un instant sur les places publiques les traces momentanées de ces malheureuses vaches.

Un homme compétent (1) entre tous disait il y a peu de

(1) M. J. Guigou, boucher, ancien conseiller municipal. *Conditions nécessaires de l'Entrepôt aux bestiaux*. 1876.

temps. « Il est du plus haut intérêt pour l'hygiène publique
que la santé de ces animaux soit parfaite à cause du lait qu'elles fournissent à la consommation des familles et surtout des
enfants. Le lait est la substance qui subit le plus facilement
toutes les influences de la disposition de la mère nourricière.

Or, il est prouvé que les vaches-laitières, dans les conditions
actuelles de leur exploitation par les marchands de lait, sont
atteintes d'affections pulmonaires, et malgré le troisième
degré de la maladie où elles arrivent, la spéculation des lai-
tiers ne recule pas devant la vente d'un lait vicié, aux dépens
du public qui est sans garantie contre cette fraude. »

Ces réflexions sont fort justes. Les vaches-laitières peuvent-
elles jouir d'une santé parfaite dans l'état de séquestration
absolue où la plupart sont tenues, dans des vacheries étroites,
peu aérées, sous des monceaux de toiles d'araignées suspen-
dues sur leurs têtes ? nous ne le croyons pas : Tout indique
un état maladif : l'affaiblissement des jambes, l'engraissement
prématuré, excessif, la diarrhée, la fréquence des affections
pulmonaires, les différences de rendement, etc., etc.

Quelle influence exerce sur la santé publique, notamment
au point de vue des affections tuberculeuses, ce mélange de
bonne et de mauvaise qualité de lait, que les bergers distri-
buent chaque jour dans notre cité ? Nul ne le sait. On estime
à 4 ou 5,000 le nombre de vaches-laitières nécessaires à nos
besoins, un certain nombre d'entr'elles sont malades peu de
temps après leur arrivée, et malgré qu'elles se renouvellent,
dit-on, deux fois dans l'année, elles ne peuvent donner un
lait de qualité irréprochable.

Comprend-on que sous notre beau ciel, les vaches-laitières
jouissent de moins de liberté qu'à Lyon où l'on voit ces belles
bêtes, à des heures déterminées, parcourir la ville, matin et
soir, puis stationner plusieurs heures sur diverses places,
pour fournir à la population un lait pur et bienfaisant. Pourquoi n'en serait-il pas ainsi à Marseille ?

Nous appelons l'attention de l'administration municipale
sur cette question si intéressante Nous espérons qu'elle par-
viendra à concilier ce qui est dû à la propreté de nos rues

avec la liberté et les soins dont les vaches-laitières ont besoin dans l'intérêt de tous.

Papier réactif des vins fuchsinés. — L'hygiène publique a intérêt à connaître tous les moyens propres à découvrir la fraude dont les vins sont l'objet. La fraude est une cause fréquente de maladie, et le médecin s'intéresse à toutes les découvertes qui peuvent éclairer son diagnostic.

La justice lutte vaillamment et des condamnations fréquentes, viennent rassurer la société contre les fraudeurs : A Bordeaux, M. Bernard Flaugergues est accusé d'avoir vendu à un négociant Nantais une barrique de vin qui aurait rendu ce dernier malade. M. Cabrit est accusé d'avoir fourni au commerce de Nantes des vins falsifiés contenant une quantité effroyable de fuchsine.

D'après l'*Union vinicole*, à Verdun (Meuse), dans la rue Saint-Paul, dix-sept pipes de vin falsifié formant près de 50 pièces ont été répandues dans les ruisseaux de la rue ; elles avaient été refusées en raison de l'énorme quantité de fuchsine qu'elles contenaient. Nous connaissons des faits graves dans notre région, mais la justice veille, et nous pouvons compter sur son action tutélaire.

Parmi les divers moyens mis à la portée des magistrats et des médecins pour découvrir les sophistications, nous devons mentionner tout particulièrement celui dont il a été question à la suite de l'exposition internationale d'hygiène et de sauvetage qui a eu lieu à Bruxelles, en 1876, nous voulons parler du papier réactif des vins fuchsinés, présenté par un exposant français, M. Couttolenc.

Dorénavant tous les médecins pourront avoir dans leurs trousses un morceau du papier réactif et constater instantanément, avec certitude, si le vin a été ou non fuchsiné, quels sont les vins nuisibles à la santé publique.

M. Couttolenc a spécialement visé la fuchsine arsénicale. Voici l'opinion du savant M. Ritter, de Nancy, sur ce papier réactif :

« On trempe le papier pendant deux secondes dans le vin suspect; comparativement, on plonge une languette du même papier dans un vin pur et l'on dépure les deux bandes sur du papier à filtre blanc. De faibles quantités de fuchsine colorent le papier réactif en rose plus ou moins prononcé; le vin pur ne donne qu'une teinte gris-bleuâtre. *Les indications fournies par ce papier sont très-nettes*......, son emploi est à la portée de tout le monde; etc. »

Ce papier réactif est une véritable conquête pour la science; dans bien des occasions il permettra au médecin praticien de connaître la cause de certaines intoxications (1).

Alimentation par les narines. — Le procédé déjà ancien, mais totalement oublié, a été ainsi décrit par le Dr Bouchard, au cours de ses leçons d'hygiène à la Faculté de médecine.

« Le procédé de Henriette s'était égaré. Lorain l'a retrouvé par hasard. A l'une de ses visites de l'hôpital, il déplorait son impuissance en présence d'un petit enfant qui, incapable d'avaler le lait qu'on lui déposait dans la bouche, allait mourir d'inanition. Un confrère, qui assistait à cette visite et dont Lorain a ignoré le nom, approcha de l'une des narines de l'enfant une cuiller remplie de lait, et les assistants furent grandement étonnés quand ils virent le liquide nourricier, entraîné par l'air de l'inspiration, quitter graduellement la cuiller, s'écouler dans les fosses nasales et provoquer dans le pharynx des mouvements évidents de déglutition sans amener ni toux, ni suffocation. Lorain a pu vérifier bien des fois, depuis cette révélation fortuite, l'excellence, l'efficacité, l'innocuité de cette méthode : il l'a répandue autour de lui dans un cercle restreint, il lui a dû même une des grandes joies de son existence. J'ai pu aussi contrôler fréquemment la réalité de ce fait à la Direction municipale des nourrices, et j'ai eu la satisfaction de voir renaître des nouveau-nés arrivés

(1) 2 cahiers pour 48 opérations, à titre d'essai, *franco* par la poste, 1 fr. 10 en timbres-poste; 1 cahier, 0 fr. 60 cent., au bureau du journal *La vigne*, rue d'Arcet, 26, à Paris, M. Charles Tondeur, rédacteur en chef.

à l'agonie de l'inanition. Grâce à cette méthode, tout enfant, pour peu qu'il ne soit pas mort, pour peu qu'il respire, peut-être alimenté et médicamenté. » (1).

Déclarations des causes de décès. — Il y a quelques mois, sur la proposition de l'un de ses membres, l'Association médicale des Bouches-du-Rhône, présidée par M. le D' Seux, avait signalé à l'Administration le nombre toujours croissant des certificats de décès délivrés par les accoucheuses, à Marseille : c'était la preuve de l'exercice illégal de la médecine par un certain nombre d'entr'elles. Cette assistance était souvent désintéressée, toutefois, elle était compromettante pour la conservation des enfants pendant les premiers mois de leur existence.

L'Administration municipale vient de décider qu'à l'avenir les certificats de décès des médecins seraient seuls admis, à l'État-civil, avec cette réserve que les sages-femmes pourront encore certifier les décès des enfants âgés de 1 à 8 jours ; passé cet âge, leurs certificats seront refusés. A notre avis, cette dernière concession devait être réservée pour les nouveau-nés décédés pendant les premières 24 ou 48 heures. Cette mesure était nécessaire. On avait remarqué ce fait saillant, que les accoucheuses intelligentes, vraiment capables, se hâtaient d'appeler les médecins lorsque les nouveau-nés étaient atteints de maladies accidentelles, tandis que celles dont le savoir est plus que douteux, se livraient sans retenue à l'exercice illégal de la médecine.

Nous félicitons l'autorité municipale de sa décision, car elle met un terme à des irrégularités dangereuses et elle diminue la responsabilité des accoucheuses.

* *

Pendant l'année 1875, 2,263 certificats sur 9,688 c'est-à-dire 23,35 °/₀ n'indiquaient pas les maladies causes des décès;

(1 *Journal d'hygiène.* D' de Pietra Santa.

en 1876, nous en comptons 1788 sur 8965 ou soit 19,94 %.
Cette différence est peu sérieuse, elle indique cependant une
tendance favorable vers la pratique que nous préconisons.
Espérons que les dissidences disparaîtront un jour et que le
corps médical en entier appréciera combien il importe que
toutes les causes de décès soient connues, tout en respectant
le secret professionnel dont nous sommes jaloux autant que
qui que ce soit.

Nous ne voulons pas trop nous appesantir sur cette question. Nous dirons seulement qu'à Bruxelles, en 1875, sur
5,331 décès on en compte, par causes non déclarées... 10
par morts subites, sans causes connues............... 16

Total....... 26

Vingt-six certificats n'indiquant pas les causes de décès,
dont 10 enfants et seize adultes : 5 indigents et 21 non indigents (1).

Si cette discussion n'était épuisée, il nous serait facile de
démontrer qu'un grand nombre de villes en France n'ont pas
attendu l'exemple de Bruxelles pour servir avec zèle les intérêts de la science et de l'humanité. Afin d'être bref, nous
ne citerons que la ville de Carpentras (Vaucluse), où depuis
longues années la constatation des décès est pratiquée de la
manière suivante :

1° L'officier de l'État-civil reçoit la déclaration du décès
dans les termes voulus par la loi ;

2° A l'appui de la déclaration, la famille produit un certificat du médecin qui a donné ses soins.

Ce certificat n'indique point de nom propre, il mentionne
seulement un numéro d'ordre, l'âge, le sexe, le diagnostic, si
le médecin veut bien le déclarer ; et, s'il lui convient de le
taire, il porte à la quatrième colonne un numéro qui cor-
respond à un numéro semblable d'une nomenclature spé-

_____

(1) *Annuaire de la mortalité de la ville de Bruxelles*, par M. le Dr Janssens, 1875.

ciale (1), dont le médecin est muni en tous temps. La bonne volonté des médecins supplée au mutisme du Code : ils conservent leur indépendance, mais tous se font une loi de servir la science et de l'éclairer par l'observation.

A nos yeux, cette question n'est pas autant ardue que l'on veut bien le soutenir. Nul ne peut dire que le secret professionnel ait eu à souffrir en 1876, à Marseille, par aucune des 7,177 déclarations faites par les médecins qui apprécient comme nous, à cet égard, le devoir médical ; tandis que nous savons la lacune regrettable que nous imposent les médecins qui se sont abstenus d'indiquer la cause des 1,788 autres décès.

Il est évident, qu'à l'aide de la nomenclature dont nous avons parlé ou celle proposée et mise en pratique par M. le Dʳ Rampal, le médecin sauvegarde la juste susceptibilité des familles, et, lorsqu'il le désire, le secret professionnel.

Le secret professionnel ! Quel est le médecin digne de ce nom qui voudrait l'enfreindre ? aucun, nous l'espérons. Ce que nous demandons, avec une légitime persévérance, c'est qu'en respectant les convenances, tous les médecins soient jaloux des intérêts de la science ; de plus, nous croyons fermement que c'est un devoir professionnel de faciliter les études statistiques dans leurs rapports avec l'hygiène publique et privée.

(1) Division de la statistique générale de France. Modèle 1. Tableau c. Nomenclature des causes de décès.

Dénombrement des principales causes de décès pendant l'année 1876.

CAUSES DES DÉCÈS.	Janvier.	Février.	Mars.	Avril.	Mai.	Juin.	Juillet.	Aoūt.	Septemb.	Octobre.	Novemb.	Décemb.	TOTAUX 1876	TOTAUX 1875
Variole	6	7	3	»	6	»	1	»	»	»	»	1	24	756
Rougeole	»	»	»	»	»	»	1	1	»	»	»	»	2	88
Scarlatine	»	»	»	»	»	3	4	3	4	»	1	»	45	8
Fièvre typhoïde	21	12	10	9	9	23	34	73	60	52	57	32	442	209
» muqueuse	1	1	2	10	5	7	5	6	7	6	6	»	56	29
Fièvre intermittente pernicieuse	2	»	»	»	»	»	»	»	»	2	»	4	24	26
Anémie	8	6	6	8	9	10	8	4	8	13	12	7	99	99
Angine	6	6	6	5	5	5	8	6	8	9	8	2	70	49
Croup	8	6	10	2	2	3	3	6	8	4	6	2	63	66
Maladies — du cerveau	83	93	96	115	89	118	110	134	104	105	112	99	1288	1007
voies respiratoires	270	282	264	235	183	180	148	143	159	168	317	207	2553	2536
voies digestives	32	44	43	43	51	109	216	248	123	86	65	50	1440	835
du foie	7	4	4	6	4	4	5	5	4	8	4	6	56	58
cirrhose	1	»	1	3	5	3	1	3	1	4	1	2	25	35
Ascite	4	3	3	»	2	4	3	4	»	4	1	2	49	42
Hydropisie	»	2	2	4	1	3	»	4	»	2	4	1	48	42
Autres maladies aiguës	24	30	24	26	22	26	48	47	26	28	32	23	293	251
Maladies du couret de la circul°n	32	27	48	27	24	47	23	27	22	23	24	27	291	291
Rachitisme	4	5	5	4	7	7	7	7	10	5	9	8	84	19
Affections cancéreuses	3	5	3	7	6	6	4	4	7	10	6	12	93	82
» utérines	3	3	4	4	6	2	8	7	5	3	4	4	50	36
Alcoolisme	2	»	»	»	»	4	»	»	1	1	2	1	40	7
»	»	»	»	»	»	»	»	»	»	»	»	»	7	»
Autres maladies chroniques	31	34	48	43	6	13	17	20	9	11	21	12	202	337
» chirurgicales	12	18	9	12	6	8	15	9	17	14	3	6	429	172
Causes accidentelles	20	18	13	18	12	16	17	11	22	18	14	15	494	405
Totaux des causes connues	577	603	544	547	465	573	722	741	607	573	707	548	7477	7425

CAUSES de décès inconnues (Néant......	238	165	11	22	10	9	20	43	10	15	6	45	25	10
TOTAL des décès.	9688	8965	644	857	699	749	950	892	698	615	647	694	771	749
MORTS-NÉS légitimes..{ masculins....	372	339	28	27	22	25	24	26	23	33	35	31	41	24
légitimes..{ féminins.....	245	287	26	29	24	31	17	16	20	22	49	28	27	28
naturels..{ masculins....	88	90	7	8	7	5	5	16	8	9	4	4	4	6
naturels..{ féminins.....	66	55	5	5	4	5	4	4	4	4	7	3	4	6
TOTAUX......	771	771	66	69	57	66	50	62	55	68	65	73	76	64
MORTALITÉ infantile de 0 jour à un an...	1831	1889	116	114	126	147	273	275	188	106	109	129	157	149
de un à deux ans....	869	896	53	63	64	80	166	136	64	54	56	62	64	40
de deux à trois ans...	364	286	13	23	23	32	29	23	24	18	23	27	22	31
de trois à cinq ans...	324	235	47	21	16	28	24	13	24	25	22	15	48	42
de cinq à dix ans....	299	247	16	28	22	37	20	22	21	15	21	17	42	46
MORTALITÉ Total des enfants décédés..	3684	3553	215	249	248	324	542	469	319	248	234	250	270	248
» des adultes......	6004	5412	429	608	451	425	438	423	379	397	416	444	504	501
TOTAL des décès...	9688	8965	644	857	699	749	950	892	698	615	647	694	771	749
NAISSANCES légitimes..{ garçons......	4134	4528	352	356	355	362	373	442	347	383	344	400	439	408
légitimes..{ filles.......	3940	4439	362	340	345	343	378	350	287	254	336	361	396	387
naturels..{ garçons......	640	615	44	48	54	75	47	54	62	45	40	52	47	50
naturels..{ filles.......	643	613	38	37	52	48	53	59	67	60	48	48	53	50
Total des naissances......	9354	9865	793	784	806	828	851	875	763	742	765	861	935	895

E. GIBERT,

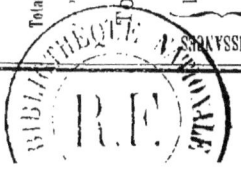

médecin de la Compagnie du chemin de fer.